DE LA
FIÈVRE TYPHOÏDE

ET DE SA GUÉRISON.

NOUVELLE LITTÉRAIRE ET MÉDICALE,

PAR

A. DEBAY.

PRIX : 30 CENTIMES.

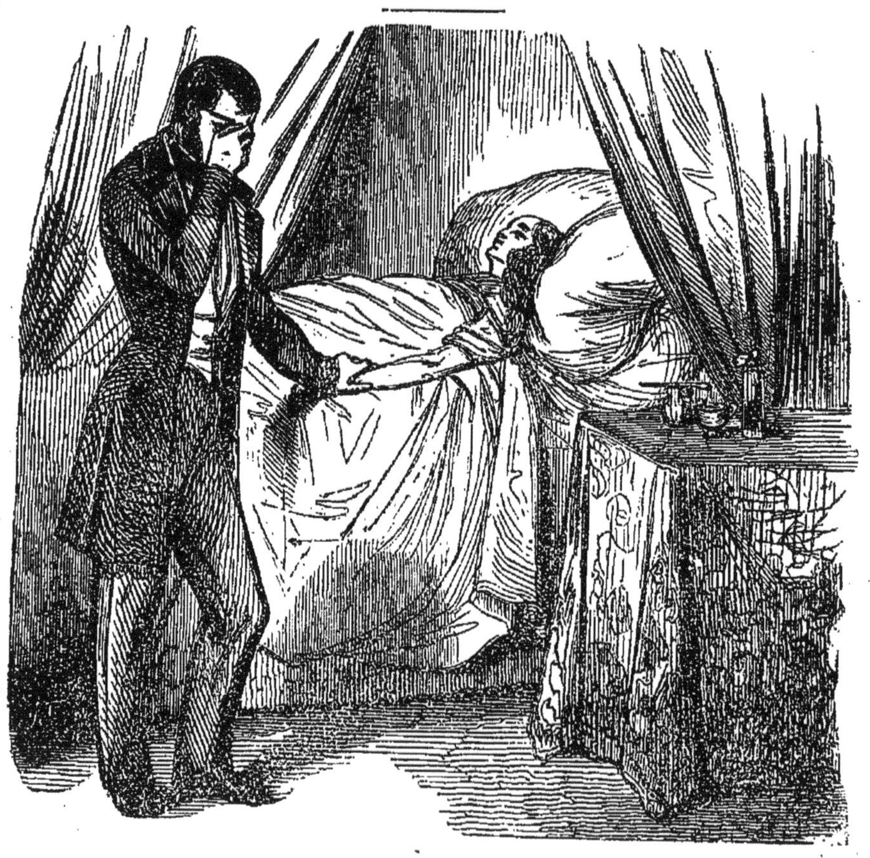

PARIS,

MOQUET, LIBRAIRE ÉDITEUR,

COUR DE ROHAN, 3, PASSAGE DU COMMERCE.

1846

LA
FIÈVRE TYPHOIDE.

—

Par une belle journée d'octobre dernier, les enfants jouaient, pétulants et joyeux, dans le jardin des Tuileries ; deux jeunes dames, assises en face d'un des riants tapis de gazon qui le décorent, deux mères, contemplaient avec bonheur ces jeux bruyants de l'enfance.

— Voilà déjà plusieurs jours, dit l'une d'elles, que je ne vois plus paraître une charmante petite fille, à la taille élancée, à la figure d'ange, dont l'adresse et la légèreté au jeu de la corde faisaient l'admiration des promeneurs. Serait-elle malade ?

En ce moment passa devant elles un homme aux joues creuses, au front pâle et soucieux. Deux enfants l'ayant aperçu, quittèrent leurs jeux et l'arrêtèrent par ces mots :

— Monsieur, où est votre petite demoiselle ?

L'homme les regarda tristement et leur répondit par un profond soupir.

— Pourquoi ne pas l'avoir amenée jouer avec nous ? le soleil est si beau !...

— Oui, bien beau pour vous, jolis enfants, pleins de joie et de santé, mais pour elle... pour moi... hélas! Jouez, jouez, profitez du soleil; celle que vous demandez reviendra dans quelques jours... peut-être... si Dieu le veut!

Une grosse larme tomba de sa paupière; et il s'éloigna en s'efforçant de leur sourire.

Les deux dames, émues par ce langage et cette physionomie empreinte d'une si profonde tristesse, le suivirent des yeux et le virent s'arrêter près de la grille avec un jeune homme qui vint lui serrer affectueusement la main; puis il sortit du jardin la tête basse, l'œil morne, et le jeune homme se dirigea pensif vers l'allée où jouaient les enfants.

Les deux dames se levèrent simultanément; elles venaient de reconnaître dans ce jeune homme un artiste distingué de leurs amis. Pressées de satisfaire leur curiosité, elles s'avancèrent vers lui et l'abordèrent avec cette question :

— L'homme au teint pâle, aux joues creuses, à qui vous venez de serrer la main, cache assurément dans son sein une grande douleur?

— Oh! oui, mesdames, répondit l'artiste; une douleur immense, une de ces douleurs qui dévorent le sang et dessèchent les sources de la vie.

— La perte d'un enfant adoré, peut-être?...

— Hélas! vous avez presque deviné... Une jolie petite fille, semblable à ces figures d'ange qu'on voit sourire sur les toiles de Raphaël; une charmante créature s'éteint à cette heure sur un lit d'agonie... Et pourtant, il y a quelques jours elle jouait à cette place, heureuse et rayonnante de santé.

— C'est peut-être l'enfant dont nous parlions tout-à-l'heure, dirent les dames ; une petite fille aux yeux bleus, au gracieux sourire, délicate et mignonne, svelte et légère, qui se balançait coquettement dans son corsage de velours, qui faisait plaisir à voir, et que tout le monde admirait.

— Oui, c'est bien là son portrait.

— Et le monsieur que vous venez de quitter.

— Est son père.

— Son père !... s'écrièrent en même temps les deux dames.

— Oui, son malheureux père, menacé d'une perte irréparable... hélas !... De retour de ses pérégrinations lointaines, après dix années d'absence, il revoyait à peine son enfant, qu'une affreuse maladie vient l'arracher de ses bras pour la précipiter dans la tombe... Pauvre garçon, c'était son seul bonheur, sa seule richesse ; il n'avait qu'elle au monde pour calmer les chagrins d'une vie tourmentée, et la mort la lui enlève... Sa mort tranchera deux existences ; car le père, déjà profondément affecté, ne pourra survivre à sa fille.

— Il n'y a donc plus d'espoir ?

L'artiste hocha la tête.

— De quelle maladie est-elle donc atteinte ?

— De la fièvre typhoïde.

— La fièvre typhoïde ! répétèrent les jeunes mères en pâlissant.

— Oui, la fièvre typhoïde, cette longue et terrible maladie qui moissonne tant de jeunes existences, la fièvre typhoïde s'est abattue sur cette chère enfant et lui brûle les entrailles. Je viens de passer quelques instants auprès d'elle, et je m'en suis allé l'âme et le cœur navrés. Figurez-vous un cadavre dont les paupières à demi entr'ouvertes laissent apercevoir de vitreuses prunelles, une langue sèche et semblable à un morceau de charbon, des lèvres recouvertes d'un enduit noirâtre, un visage livide et glacé... Figurez-vous un malheureux père à genoux au lit de sa fille, les traits convulsés par le désespoir, tantôt s'arrachant les cheveux, tantôt se tordant les mains et les levant au ciel avec un regard suppliant; car, dans ces moments de grandes souffrances, l'homme s'adresse instinctivement à un être inconnu, à une puissance suprême pour lui demander assistance, pour implorer sa pitié.

D'autres fois, il se promenait à grands pas dans l'appartement, se frappait la poitrine en murmurant : Mon Dieu ! je la perdrai... le mal ne cède point ; toujours les mêmes signes alarmants,.... ô mon Dieu, sauvez-la !...

Puis il revenait près du lit, et cherchait avidement à lire sur ce visage inanimé si le principe vital n'avait point abandonné le cœur. Elle vivait encore... mais la vie apparaissait semblable à cette flamme indécise qui erre pendant quelques instants sur un tison à demi-consumé, et qui, après s'être éteinte et rallumée alternativement, jette une dernière lueur et s'éteint pour jamais.

Tout-à-coup il saisit le bras de l'enfant et, l'agitant avec force, l'appela plusieurs fois par son nom. Ce fut en vain ; le pouls ne battait plus, la face était verdâtre, le corps ne donnait plus aucun signe de vie... Alors, il s'écria d'une voix déchirante :

— Morte ! c'en est fait ; je n'ai plus d'enfant...

Ses genoux faiblirent, il tomba sur le carreau, privé de connaissance ; on s'empressa autour de lui, on lui prodigua des secours et après un quart d'heure, lorsqu'il r'ouvrit les yeux :

— Morte ! murmura-t-il, en se cachant le visage dans ses mains, morte... une tombe entre elle et moi... l'éternité... J'ai invoqué le ciel, mais il est resté sourd à mes ardentes prières ; j'avais appelé l'art à son secours, et l'art fut impuissant ; ô douleur ! et je vis encore...

Je voulus essayer de verser quelques consolations dans son âme navrée, il les refusa ; je voulus faire appel à sa raison, à sa philosophie : tout fut inutile ; l'amitié n'avait aucun baume pour calmer cette profonde souffrance.

— Hélas ! mon pauvre ami, me répondait-il d'une voix entrecoupée de sanglots, tous les raisonnements, toutes les consolations, tous les généreux efforts de l'amitié tombent devant une douleur comme celle qui m'écrase. Quand on est jeune, les chagrins s'effacent ; à l'âge où je suis, jamais ! On peut perdre une fortune, on peut perdre les yeux et se consoler, mais un enfant unique... Oh ! qui me rendra ma fille tant aimée!... morte!... je ne la verrai plus me sourire, je ne recevrai plus ses tendres caresses qui me faisaient oublier tant de peines et m'aidaient à supporter le fardeau de la vie... morte!...et moi qui ne vivais que par elle... Que faire maintenant sur la terre ; vers quel but diriger mes pas? Le phare qui m'éclairait s'est éteint ; autour de moi et partout un vide affreux et d'épaisses ténèbres... Oh! laissez-moi la pleurer... Le coup que j'ai reçu est mortel... dites au fossoyeur de ne point combler la tombe de l'enfant, demain le père y descendra.

Ainsi parlait cet homme désolé, et il s'évanouit de nouveau dans mes bras. Oh ! ce fut pour moi une scène déchirante ; mon âme en portera longtemps la tristesse et le deuil.

Les deux jeunes dames essuyèrent une larme prête à tomber, et dirent tristement :

— Pauvre père... à cette heure sans doute il pleure son enfant.

— Hier, quand je l'ai quittée, l'enfant respirait encore ; l'oreille du médecin appliquée sur la région du cœur avait pu saisir un faible battement. On éloigna le père de ce lieu de douleur, ou plutôt on l'emporta ; car ses forces étaient entièrement épuisées.

— Elle respire donc encore, répétèrent les deux

jeunes dames avec empressement, oh! nous avons de l'espoir; la nature est si forte à cet âge; elle en reviendra.

— C'est vrai, la vitalité est si grande à dix ans qu'on doit espérer. Demain je retournerai la voir.

— Promettez-nous de venir nous donner de ses nouvelles, nous vous attendrons ici, à la même place.

— Oui, je viendrai et ce sera pour vous apporter d'heureuses nouvelles; espérons!

Le lendemain les jeunes femmes étaient assises dans la même allée, deux enfants jouaient à leurs côtés; elles attendirent longtemps, l'artiste ne revint pas. Le jour commençait à tomber lorsqu'elles aperçurent l'homme aux joues creuses de la veille traverser lentement le jardin; il penchait la tête sur sa poitrine, ses yeux étaient rouges et il se couvrait le visage d'un mouchoir pour étouffer ses sanglots... Elles éprouvèrent un affreux serrement de cœur.... elles le virent s'éloigner comme un fantôme, et, sans le vouloir, prononcèrent à voix basse : Morte !... Soudain elles prirent dans leurs bras les deux enfants qui jouaient, les serrèrent contre leur sein et dirent en regardant le ciel : O mon Dieu ! préservez-les de la fièvre typhoïde... Elles étaient mères... l'immense douleur de cet homme qui venait de passer leur faisait encore sentir plus vivement le trésor inappréciable de la vie d'un enfant.

A un mois de là, dans un salon de la capitale, plusieurs dames, groupées en cercle, se questionnaient avec une sorte d'anxiété, et la consternation était peinte sur tous les visages; on parlait de la fièvre typhoïde qui, en ce moment, exerçait de nombreux ravages. Une des jeunes dames des Tuileries figurait dans cette réunion, l'autre était absente. La conversation roulait toujours sur le même sujet, lorsque l'artiste entra. A peine s'était-il approché du groupe que la jeune femme lui dit avec tristesse :

— Elle est morte... hélas!... vous ne la verrez plus...

— Consolez-vous, ma chère dame, reprit vivement l'artiste, le ciel a eu pitié du malheureux père, et sa fille lui a été rendue; elle est aujourd'hui en pleine convalescence.

La jeune femme secoua la tête et ajouta :

— Ce n'est point de cette enfant que je veux vous parler, c'est de là fille de Mme Ch***, de la petite Léa...

— Que m'apprenez-vous là! s'écria l'artiste attéré...

— Hélas! une semaine après notre rencontre aux Tuileries, la fièvre typhoïde a saisi cette pauvre enfant et après vingt jours d'un délire effrayant, elle s'est endormie du long sommeil.

— Ciel! quelle affreuse nouvelle!...

— Léa n'est plus, hier le glas a sonné pour elle; aujourd'hui la terre la recouvre, et sa mère désolée est en deuil.

— Moi, qui venais avec empressement vous apporter une heureuse nouvelle et me réjouir avec vous du bonheur de mon ami, je devais, hélas! me heurter contre un cercueil... oh! la vie... à peine une douleur s'efface qu'une autre plus amère la remplace aussitôt; et, si nos larmes tarissent aujourd'hui, demain elles commencent à couler de nouveau! toujours pleurs et deuil... oh! la vie...

L'artiste resta un moment plongé dans un morne silence et reprit:

— Mais, encore, il lui reste une autre enfant pour la consoler, une autre tête sur laquelle elle peut verser toute sa tendresse, concentrer toutes ses affections; tandis que mon ami est seul dans cette vallée de larmes; il n'a que son enfant; c'est toute sa richesse, tout son bonheur, c'est son seul espoir dans la vie; qui aurait pu le consoler de sa perte? Et puis, elle est si délicatement jolie, si bonne, si caressante, cette chère enfant; vous la connaissez?...

Et tout-à-coup songeant à la petite Léa qu'avait moissonnée le fléau typhoïde:

— Pauvre mère, soupira-t-il, d'un accent qui révélait une âme sensible partagée entre une joie et une souffrance. Pauvre mère! hier si heureuse de sourire à son enfant, et aujourd'hui versant d'amères larmes sur sa tombe, ô destinée humaine!...

— La petite fille de votre ami est donc sauvée, demanda timidement la jeune dame?

— Oui, ma chère dame, elle est hors de danger; une lutte terrible s'est livrée dans ce corps si frêle, entre la vie qui se rallumait et la mort qui s'efforçait de l'éteindre ; l'art est venu en aide à la nature, et la fièvre typhoïde a été vaincue, son venin a été expulsé du sang qu'il empoisonnait. Oh ! il fallait voir le rayon de bonheur qui illumina la pâle figure de ce père transporté, lorsque son enfant ouvrit les yeux ; il fallait voir les tendres caresses qu'il lui prodiguait ; tantôt c'étaient les yeux, puis les joues fanées qu'il baisait ; tantôt il lui prenait les mains osseuses et les réchauffait de ses lèvres. Ce n'était plus qu'un squelette, mais ce squelette vivait : c'était sa fille chérie, adorée, qui sortait de la tombe pour rentrer dans la vie. Oh ! il fallait être témoin de ses transports de joie délirants pour savoir combien ce père l'affectionnait, l'idolâtrait ! Et l'enfant le regardait d'un air hébété, car la maladie avait affaibli son cerveau ; elle ne pouvait pas comprendre encore combien de tortures atroces avaient sillonné le cœur de cet homme agenouillé au bord de son lit. Cependant, après quelques heures, la mémoire lui revint, elle reconnut son père et l'appela par son nom.

A cette voix si chère, l'être entier du père tressaillit, l'âme et le corps éprouvèrent une puissante commotion. Alors, plein d'une sainte reconnaissance, il joignit les mains et s'écria :

— Merci au ciel, merci à l'art, elle est sauvée !

Depuis le commencement de ce récit, les dames avaient cessé leur conversation, les bouches étaient restées muettes ; tous les regards s'étaient fixés sur l'artiste dont la narration animée inspirait le plus vif intérêt ; et lorsqu'il eut fini de parler, plusieurs voix demandèrent :

— Et cette enfant chérie comment la nommez-vous?

Son nom, aussi harmonieux que les lignes de sa jolie figure, est le diminutif du nom de la plus belle déesse de l'Olympe. Elle se nomme VÉNULIE. Lorsque, tout-à-fait rétablie, vous la verrez jouer, folâtre et légère, dans le jardin des Tuileries, vous serez forcées d'avouer que jamais plus mignonne créature ne mérita mieux un si beau nom.

— Et le nom du médecin qui l'a sauvée? Pour nous qui sommes mères, il est important que nous le connaissions afin d'avoir recours à ses lumières si pareil malheur nous arrivait.

— Vous le connaîtrez bientôt, mesdames, mon ami vient de livrer à la publicité le nom et le traitement de l'homme instruit et modeste qui lui a rendu sa fille.

DE LA FIÈVRE TYPHOÏDE.

La fièvre typhoïde est cette maladie qu'on appelait autrefois *fièvre pestilente*, *fièvre putride*, *maligne*, *adynamique*, etc.; le nom de typhoïde lui a été donné à cause de l'analogie de ses symptômes avec ceux du typhus ou *peste d'Europe*, maladie essentiellement contagieuse et qui se développe dans les hôpitaux et les lieux encombrés d'hommes.

Nature et siége de la fièvre typhoïde.—La plupart

des médecins de l'époque regardent cette fièvre comme une maladie aiguë, ayant son siége dans certaines portions de l'intestin grêle ; d'autres la considèrent comme une altération du sang ; d'autres, enfin, l'envisagent comme une affection grave des centres nerveux ou comme une maladie spéciale s'écartant, par son caractère, de toutes les maladies connues.

Il résulte des nombreuses autopsies cadavériques de sujets morts de fièvre typhoïde, que la lésion la plus constante existe dans les follicules de l'intestin grêle et les ganglions du mésentère. C'est généralement du neuvième au douzième jour de la maladie que commence l'ulcération des follicules phlogosés ; cette ulcération se termine, ou par la cicatrisation et le retour à la santé, ou par la perforation de l'intestin, presque toujours mortelle. — Les autres organes, le foie, la rate, le cœur, les poumons, les reins, la vessie et les centres nerveux sont plus ou moins altérés, en raison de la violence et de la durée de la maladie, depuis le jour de l'invasion jusqu'à celui de la mort.

Cependant, plusieurs autopsies de sujets, emportés par ce terrible fléau, ont offert des traces si légères de lésions organiques, des signes si obscurs, que les explorateurs n'ont point osé leur attribuer la cause du décès, et l'ont cherchée dans l'altération du sang ou des centres nerveux.

Causes. — On a longtemps accusé la mauvaise nourriture, les privations, la misère, l'habitation dans des lieux malsains de débiliter la constitution et de développer cette grave maladie. Mais on la voit sévir indistinctement sur les enfants du riche et du pauvre, et frapper les sujets robustes comme les faibles, ce qui prouverait qu'il existe d'autres causes cachées que les hommes de l'art n'ont encore pu saisir.

Cependant, si la fièvre typhoïde se rattache au typhus par certains groupes de symptômes, par la profondeur et la gravité de l'atteinte, on peut en découvrir une des causes principales dans les effluves des corps humains vivants, et dans les émanations qui s'échappent des matières animales en putréfaction. En effet, il est incontestable que, toutes choses égales d'ailleurs, il se développe un plus grand nombre de fièvres typhoïdes dans les lieux étroits, mal aérés, exposés à des miasmes ou encombrés d'individus, que dans les lieux spacieux où l'air circule en pleine liberté.

L'observation a prouvé que la fièvre typhoïde était commune chez les enfants; elle l'est moins de 15 à 30 ans, mais, c'est à cet âge de la vie qu'elle se montre plus violente et plus dangereuse. A 40 ans, on n'a presque plus à la craindre, et les individus parvenus à leur 50e année en seraient tout-à-fait exempts.

Il paraîtrait que la fièvre typhoïde n'atteint le même sujet qu'une seule fois dans le cours de son existence; celui qui a le bonheur d'en guérir jouirait désormais de l'immunité. Elle se comporterait, en cela, comme la variole, la rougeole, la fièvre jaune, etc., qui ne frappent, en général, qu'une seule fois le même individu. C'est d'après ce phénomène et quelques autres, que beaucoup de médecins regardent la fièvre typhoïde comme contagieuse; d'autres médecins sont d'un avis contraire, et fournissent également des preuves en faveur de leur opinion. Au milieu de cette incertitude, il vaut mieux pécher par excès de prudence.

Invasion. — La fièvre typhoïde commence presque toujours sourdement : le sujet perd peu à peu l'appétit; il devient triste, rêveur, ses forces l'abandonnent; il est porté à la somnolence, des frissons et des inquiétudes se font sentir dans les membres. Cet état peut durer d'un à quinze jours (1). A ces signes précurseurs succèdent les signes d'invasion, dont les plus constants sont un violent mal de tête, des frissons longs et répétés, une grande faiblesse, des coliques, de la diarrhée et souvent le saignement de nez (*épistaxis*).

(1) Plusieurs praticiens assurent qu'un éméto-catarctique, donné le premier jour de l'invasion typhoïde peut prévenir la maladie, ou du moins en modifier la violence et la durée.

La maladie est alors tout-à-fait déclarée. Bientôt de nouveaux symptômes paraissent et se succèdent plus ou moins alarmants, sans que l'homme de l'art puisse les prévenir : heureux quand il peut en modérer l'intensité !

On ne saurait mieux faire, pour se diriger dans le traitement de cette grave maladie que de suivre les traces des savants professeurs, et des praticiens qui en ont fait une étude spéciale.

Selon eux la fièvre typhoïde présente trois périodes :

1re *période*. — Le malade éprouve une vive céphalalgie, sa physionomie exprime l'abattement, ou l'inquiétude, les yeux sont larmoyants et les paupières tombantes ; l'intelligence s'obscurcit, il y a désordre dans les idées et quelquefois délire ; les mains tremblent, des frissons courent sur les jambes et se renouvellent incessamment ; l'haleine est chaude, fétide ; le malade éprouve des lassitudes, la faiblesse s'accroît, envahit tout le corps et l'oblige à se mettre au lit ; il y reste constamment couché sur le dos, n'ayant pas la force de se tourner ; indifférent à tout ce qui l'entoure, il répond avec peine aux questions qu'on lui adresse ; les oreilles bourdonnent, l'ouïe devient dure ; la bouche est empâtée, amère, la langue blanchâtre, rouge et sèche, la soif est ardente, l'appétit nul. Il y a des nausées, puis des vomissements de matières verdâtres ; des coliques se font sentir, la diarrhée arrive, les selles sont jaunâtres, fétides, le ventre est tendu, douloureux, la rate augmente de volume. Le cœur précipite ses battements ; le pouls, ample, résistant chez certains sujets, est au contraire mou, dépressible chez d'autres et donne 30 à 40 pulsations au delà ou audessous de l'état normal. La peau est sèche, brûlante ; des matières visqueuses s'accumulent dans les fosses nasales et l'arrière-bouche ; la respiration et la déglutition sont plus ou moins gênées ; il survient de la toux, de l'oppression, une anxiété qui fait craindre l'affection du poumon ; alors, si le saignement de nez a lieu, il amène un calme momentané. Le sommeil est presque nul, ou bien le sujet est plongé dans une somnolence continuelle dont il n'est pas possible de le tirer ; enfin la chaleur augmente, et l'éruption typhoïde a lieu, sur la peau, sous forme de taches rosées, variables en nombre et en dimension ; sa durée est, terme moyen, de deux jours et dépasse rarement le quatrième. Pendant la première période qui dure sept jours, la marche de la fièvre typhoïde est continue, progressive et s'accompagne de légers redoublements aux approches de la nuit.

2ᵉ période. — Elle commence vers le huitième jour de la maladie. Alors tous les symptômes s'aggravent ; l'adynamie, la stupeur sont plus profondes ; la face reste immobile ; l'ouie est frappée de surdité plus ou moins complète. Pendant cette période le délire se déclare tantôt calme, tantôt agité, furieux *(fièvre ataxique)* ; on est obligé de maintenir, de lier le malade : le symptôme d'ataxie est ordinairement très-grave. Dans d'autres cas, au contraire, le sujet est tranquille : il tombe dans une somnolence, offrant quelques rapports avec le *coma vigil* ; il entend confusément tout ce qui se dit et se fait autour de lui. Bientôt les lèvres et les dents se recouvrent d'un enduit épais, brunâtre (*fuliginosités*) ; ces fuliginosités s'épaississent de plus en plus ; la langue devient sèche et dure comme du bois, elle se couvre également d'une croûte fuligineuse et se fendille sur sa face supérieure ; la soif est toujours brûlante, mais la déglutition est gênée ; on avale difficilement. La tension du ventre (*météorisme*) et la diarrhée augmentent ; souvent les selles sont involontaires et toujours d'une fétidité repoussante. Le pouls est petit, faible, très rapide ; la peau conserve sa sécheresse, sa chaleur, et se couvre de petites vésicules, remplies d'un liquide transparent, que l'on a nommées *sudamina.* C'est surtout au voisinage des aisselles, des aines et au cou qu'elles se développent plus nombreuses. Ces vésicules se dessèchent au bout de quelques jours et l'épiderme s'exfolie, tombe en pellicules blanchâtres. Les mouvements involontaires se manifestent par des soubresauts dans les tendons : la *mussitation* ouvre la scène, c'est-à-dire que les malades marmottent entre leurs dents des paroles inintelligibles; les uns s'entretiennent avec inquiétude de leurs affaires; les autres semblent prier avec ferveur. Puis, la *carphologie*, espèce de délire, succède à la mussitation; les malades rêvent, sans dormir, agitent les bras et s'efforcent de ramasser sur leur lit des objets qui n'existent pas; ils ont des hallucinations; ils parlent et divaguent d'une manière étrange. Souvent une idée fantastique et bizarre les tourmente sans relâche et constitue ce qu'on appelle la *typhomanie*. La chaleur de la peau s'accroît, devient mordicante, la gorge se prend, les bronches s'engouent, la respiration gênée s'accompagne de râle stertoreux, enfin une profonde anxiété complète ce groupe de symptômes alarmants.

Vers le 11e jour il survient une rémission sensible, mais vers le soir les symptômes nerveux reprennent leur marche jusqu'à la fin du treizième.

3e *période.* — C'est généralement vers la fin de cette période que des excoriations frappent certaines parties du corps, déjà très-amaigri; bientôt elles se convertissent en escharres qui assez souvent revêtent la forme gangréneuse et entraînent la mortification de la peau. C'est aussi à cette époque de la maladie que se décide la vie ou la mort du sujet. Si la fièvre typhoïde doit avoir une issue funeste, tous les symptômes précédents s'aggravent; une sueur visqueuse se répand sur le visage qui revêt une teinte cadavéreuse; les yeux caves, à demi-ouverts, ont un aspect vitreux; les traits éprouvent une effrayante altération; les battements du cœur deviennent d'autant plus rapides et d'autant plus faibles que le terme fatal approche; la respiration s'arrête, les extrémités se glacent et le malade succombe.

Lorsque la terminaison doit être heureuse, tous les

symptômes diminuent d'intensité ; le délire ou la somnolence cessent, la stupeur s'évanouit ; les fuliginosités qui recouvraient les lèvres et encroûtaient la langue se détachent, la bouche se nettoie. La langue, jusque là sèche et grippée, s'humecte et s'élargit ; la muqueuse des fosses nasales sécrète ; le ventre tendu s'affaisse ; les selles ne sont plus involontaires ; l'urine, de pâle qu'elle était, devient trouble et colorée ; le pouls perd de sa fréquence et la peau de sa sécheresse ; à mesure qu'une légère transpiration s'établit, la chaleur brûlante disparaît ; enfin, le malade ouvre les yeux et les promène autour de lui, comme s'il sortait d'un songe. Les bourdonnements et la surdité se dissipent ; les fonctions des sens se rétablissent, les idées se régularisent, la soif tombe, l'appétit se fait sentir et la convalescence commence.

TRAITEMENT.

Le traitement de toute maladie est basé sur la connaissance des causes qui l'ont produite, sur le siége qu'elle occupe, l'âge, le tempérament du sujet et une foule de circonstances physiologiques et médicales que l'homme de l'art seul peut connaître. L'énergie de la médication doit être proportionnée à l'intensité de la maladie et au rôle plus ou moins important de l'organe affecté. Or, la cause et le siége de la fièvre typhoïde n'étant pas encore exactement connus, il en résulte que le traitement varie selon la théorie du médecin, et l'école à laquelle il appartient.

Les traitements dirigés contre la fièvre typhoïde se trouvent au nombre de quatre, et tirent leurs noms du mode d'action qu'ils exercent sur l'économie : le traitement *antiphlogistique*, le traitement *anti-putride* ou *tonique*, la méthode *évacuante* et la méthode *expectante*.

Ces divers traitements comptent des illustrations

médicales à leur tête, et chacun d'eux est prôné par
des praticiens habiles; mais c'est d'après les succès
obtenus que l'on doit apprécier la bonté d'une méthode;
sans disserter ici sur leur valeur, nous nous bornerons
à les exposer très-succinctement, et à mettre sous les
yeux du lecteur le traitement auquel nous croyons
être redevables de la vie de l'enfant qui fait le sujet de
cet écrit.

Le traitement antiphlogistique consiste à user large-
ment de la saignée et à débiliter le malade jusqu'à ce
que la violence du pouls et les symptômes inflammatoires soient tombés.

Le traitement antiputride est employé par les médecins qui regardent la fièvre typhoïde comme le résultat
de la putridité des humeurs et de la faiblesse générale
qui en est la suite; ils usent donc de la médication
tonique pour la combattre; selon eux, le quinquina,
le camphre, les plantes aromatiques, le vin, l'alcool,
les chlorures, l'acétate d'ammoniaque, le musc, etc.,
sont les seuls agents à lui opposer.

Méthode évacuante : les partisans de cette méthode
veulent qu'on donne un émétique dans les premiers
jours de l'invasion de la fièvre typhoïde, afin de favoriser les efforts que fait le malade pour vomir. Après
l'invasion gastrique, ils provoquent immédiatement
l'évacuation intestinale au moyen de divers purgatifs,
tels que l'eau de Sedlitz, l'huile de ricin, la crême de
tartre, le calomel, la mauve, etc... Quelques médecins veulent que les purgatifs soient administrés tous
les jours, sans tenir compte des coliques, du météorisme, ni du nombre des selles, s'appuyant sur ce que
les matières contenues dans les intestins sont beaucoup
plus irritantes que les purgatifs; et que les débarrasser
incessamment, c'est s'opposer à l'ulcération de la muqueuse et abréger la durée de la maladie. D'autres
médecins, moins exclusifs, suspendent pendant quelques jours l'emploi des purgatifs, lorsque les selles
deviennent trop fréquentes.

Il est bon de faire observer que la méthode évacuante ne prescrit pas les émissions sanguines ; elle
regarde, au contraire, les saignées médiocres et les
applications de sangsues comme très-utiles dans le dé-
but de la maladie, c'est-à-dire dans la période inflam-
matoire. Des boissons mucilagineuses et délayantes
données fréquemment et en abondance, quelques sinapismes et même des vésicatoires aux extrémités
inférieures lorsqu'il y a congestion au cerveau, com-
plètent ce traitement.

La méthode expectante ou traitement des symptômes, dont se sert M. Dalmas, qui a sauvé un grand
nombre d'enfants atteints de fièvre typhoïde, serait,
d'après les beaux résultats qu'il obtient, la méthode la
plus sage et la plus sûre.

S'il est un principe vrai en médecine, c'est celui-ci :
La nature tend toujours à expulser la cause morbifique et à rétablir l'équilibre dans la machine. Si la
nature l'emporte, cette cause morbifique est expulsée ;
au contraire, si ses efforts sont vains, la mort en est
la conséquence.

On ne peut donc se refuser à admettre que toutes
les maladies aiguës aient une tendance vers la guérison,
et que la guérison est due aux efforts de la nature.

Lorsque la cause de la maladie est connue, on l'at-
taque directement, et l'affection cesse aussitôt que cette
cause est détruite ; mais lorsque la cause est douteuse
ou inconnue, comment la combattre ? Alors il faut
étudier la nature, la suivre dans sa marche, éviter de
troubler les crises favorables par des remèdes intem-
pestifs ; enfin, la diriger dans ses efforts ; car c'est
bien souvent à la nature que le médecin doit ses
succès.

On voit que la méthode expectante, dont nous par-
lons, n'est point une contemplation oisive de la maladie, et qu'elle consiste à aider la nature, ou à combattre les symptômes alarmants à mesure qu'ils se
présentent.

Mais laissons parler M. le docteur Dalmas, jeune praticien distingué, dont le tact médical dans les affections typhoïdes lui assure désormais une réputation méritée.

1re *période.* — Dans les huit ou dix premiers jours de la maladie, lorsque la céphalalgie est intense, lorsque le pouls est large, dur, plein, la face injectée, la peau sèche et brûlante, la saignée se trouve indiquée ; on peut même la répéter si les symptômes inflammatoires ne cèdent point ; cette seconde saignée, toujours plus faible que la première, doit être calculée sur les forces du sujet et la persistance des symptômes. Chez les enfants, la saignée par la lancette étant très-souvent difficile à pratiquer, on la remplace par une application de sangsues à l'anus ou sur la partie du ventre nommée fosse iliaque droite, si cette partie, douloureuse à la pression, annonce la lésion de l'intestin grêle. Quelques légers laxatifs, donnés de temps à autre, entretiennent la liberté du ventre et préviennent souvent les coliques et le météorisme ; mais il faut les suspendre aussitôt que la diarrhée inspire des craintes. — Les boissons rafraîchissantes, la limonade, le sirop de groseilles, l'eau de seltz aromatisée avec du citron pour la rendre plus agréable, conviennent à cette époque de la maladie où la soif est très-vive ; la quantité à boire doit être de deux ou trois litres en 24 heures. Les lavements émollients sont strictement recommandés lorsqu'il y a constipation ; dans les cas de diarrhée alarmante, on ajoute quelques gouttes de laudanum au lavement rendu légèrement astringent.

L'indication étant de diminuer le mouvement fébrile dans cette première période, tout doit tendre à ce but. La température de l'appartement sera peu élevée ; la chaleur est plus à craindre que le froid. On doit exercer une surveillance active sur tous les objets de l'hygiène, la pureté de l'air, l'extrême propreté de tout ce qui entoure le malade, le changement fréquent des linges, draps, etc., l'aération fréquente de l'appartement sont de toute nécessité.

Somnolence et délire. — Lorsque la somnolence et le délire sont médiocres, ils n'exigent point de traitement spécial et tombent ordinairement d'eux-mêmes. Mais lorsque leur intensité fait redouter une lésion de l'encéphale, quelques médecins conseillent de renouveler la saignée et, après la saignée, d'appliquer des sinapismes ou des vésicatoires aux membres inférieurs. D'autres médecins, se fondant sur l'expérience, prétendent que la saignée ne calme nullement le délire, et que les vésicatoires n'apportent aucun changement à l'état de somnolence; qu'ils ont, au contraire, l'inconvénient d'entraîner fréquemment la mortification de la peau, et de retarder la convalescence lorsque la maladie doit avoir une issue heureuse. Nous pensons que le rejet absolu de ces moyens puissants, de même que leur abus, sont deux extrêmes à éviter. C'est à la sagacité du médecin à reconnaître les cas où ils sont indiqués; car on ne peut nier qu'en maintes circonstances ils n'aient procuré une dérivation salutaire. L'indication étant ici d'établir une dérivation momentanée, et non un exutoire, il importe de ne point enlever la pellicule du vésicatoire; on doit simplement la percer pour en faire écouler la sérosité; puis le vésicatoire est pansé avec un linge fin, légèrement enduit de cérat saturnin.

L'emploi des purgatifs doux, comme ceux dont nous avons parlé, lorsque la diarrhée n'est pas trop forte, a souvent diminué les accidents cérébraux; plusieurs médecins, justement célèbres, en ont signalé les bons effets.

Météorisme. — Le ballonnement du ventre disparaît souvent de lui-même ou cède à des lavements mucilagineux.

2ᵉ période. — Lorsque la somnolence persiste et que la prostration des forces est extrême, que la lan-

gue, les dents et les lèvres s'encroûtent de fuliginosi-
sités, l'administration des toniques est indiquée. Un
grand nombre de praticiens commencent d'abord par
les toniques faibles, tels que l'infusion à froid d'an-
gélique, de mélisse, de camomille, etc... ou une cuil-
lerée de vin vieux de Bordeaux étendue dans un verre
d'eau; si ces toniques n'avaient point d'action marquée,
ils ont recours à des toniques plus forts : le vin de
Malaga, de Chypre, de quinquina et surtout aux so-
lutions d'acétate d'ammoniaque à la dose de 8 à 10 gr.
par jour. Ce dernier jouit d'une grande efficacité ; on
voit presque toujours les fuliginosités disparaître sous
son action ; la langue perd de sa sécheresse, les dents,
la bouche et la gorge se nettoient, la peau devient le
siége d'une douce moiteur. Aussitôt ces résultats obtenus, il faut cesser l'emploi de cet agent énergique.
Mais le médicament dont nous avons retiré les plus
excellents effets, dans la période adynamique, est la
teinture de quinquina rouge administrée à la dose de
six à huit gouttes dans un demi-verre d'eau sucrée.
Nous avons tout lieu de croire que ce bienfaisant tonique a rappelé à la vie l'enfant de M. A. Debay, con-
damnée par plusieurs célébrités médicales.

Bronchite, Pneumonie. — Aussitôt que la toux se
déclare, il faut remplacer les boissons acidules par les
tisanes émollientes, prises tièdes ; quelques potions et
loochs gommeux arrêtent le plus souvent l'irritation
bronchique. Cependant s'il se déclarait une pneumonie, affection grave, comme il n'est plus possible de
tirer du sang au malade à cause de sa grande faiblesse,
il devient urgent d'appliquer un vésicatoire sur la partie de la poitrine correspondante à la portion enflammée
du poumon. On peut, chez les enfants, remplacer le
vésicatoire par une friction avec l'huile de croton ti-
glium qui développe sur la peau une éruption pustu-
leuse et dissipe ordinairement en quelques jours la
pneumonie.

3ᵉ *période* ou *période critique.* — C'est à cette époque de la maladie que la nature fait effort pour expulser le principe morbifiqne; c'est alors que le médecin doit s'enfermer dans une sage expectation et être attentif à écarter du malade tout ce qui pourrait troubler le mouvement salutaire de la nature.

La crise a lieu soit par les sueurs, les urines, les selles fétides, une expectoration abondante, une hémorrhagie nasale ou intestinale; cette dernière est cependant regardée comme de mauvais augure et on se hâte de l'arrêter par des lavements froids et astringents. A-t-on raison?

La crise dure ordinairement douze heures; elle peut se prolonger audelà. L'indication est de la favoriser par tous les moyens de l'art. Cependant, si elle se prolongeait trop, et qu'elle menaçât de débiliter le sujet déjà très faible, le médecin doit s'en rendre maître par tous les moyens en son pouvoir.

Lorsque la fièvre est tombée, et que les autres symptômes typhoïdes ont disparu, ce qui arrive généralement du 21ᵉ au 27ᵉ jour, toute médication active doit cesser; le malade entre en convalescence.

Convalescence. — La convalescence de la fièvre typhoïde est une des plus longues, des plus pénibles et durant laquelle les rechutes sont le plus à craindre. En effet, le sang est appauvri, les organes sont fatigués, le corps est exténué, l'organisation entière a été violemment ébranlée jusque dans son principe vital. Il faut donc les plus grands soins, les attentions les plus minutieuses, et une active surveillance dans le régime diététique afin d'écarter du convalescent tout ce qui pourrait provoquer une rechute presque toujours funeste. On commence par lui donner des bouillons de poulet coupés, puis des bouillons entiers, des bouillies de tapioka, de sagou, de fécule, des crèmes de riz, enfin des aliments d'une digestion très-facile. On multiplie les repas qui doivent être fort légers dans le double but

de ne point fatiguer l'estomac et de tromper l'appétit
vorace du convalescent. Après quelques jours de ce
régime, on essaie les viandes blanches rôties, le poulet,
l'agneau, le veau, etc., etc. Si l'estomac les digère
bien, on passe à des viandes plus substantielles, mais
toujours peu à la fois, afin d'éviter les digestions labo-
rieuses ; on augmente insensiblement la quantité des
aliments au fur et à mesure que l'équilibre se rétablit
dans les forces digestives. Enfin, quelques bains
domestiques pour nettoyer la peau, les distractions
agréables, les promenades à la campagne, un exercice
modéré facilitent le jeu des organes et ramènent bientôt le convalescent à son état de santé primitif.

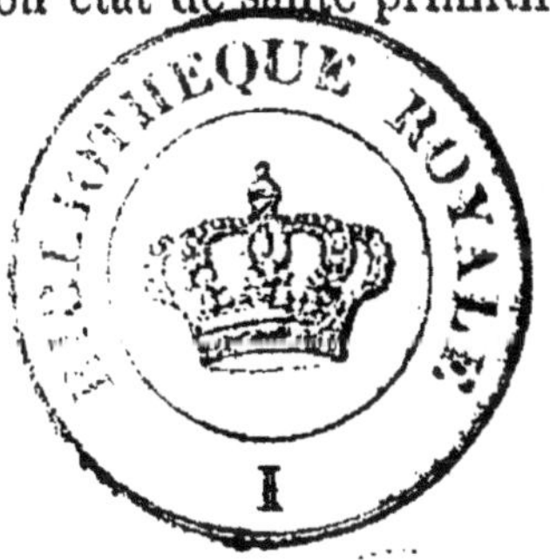

IMPRIMERIE D'ÉDOUARD BAUTRUCHE,
rue de la Harpe, 90.

Ouvrages du même Auteur :

CHEZ **MOQUET**, COUR DE ROHAN, 3, PASSAGE DU COMMERCE.

HISTOIRE DES MÉTAMORPHOSES HUMAINES, ET DE MONSTRUOSITÉS; STÉRILITÉ, IMPUISSANCE, PERFECTIONNEMENT DES RACES, CALLIGÉNESIE; par DEBAY, 1 fort vol.   3 fr. 50 c.

Cet ouvrage, qui contient tout ce que la nature humaine offre de bizarre et de mystérieux, prend l'homme au moment de la conception, et le suit dans toutes les phases de son existence physique. L'auteur, qui a fait de sérieuses études sur les races humaines, explique tous les mystères de la génération; il passe en revue toutes les aberrations de la nature : les monstres, les multimames, les femmes barbues, les hermaphrodites, les géants, les nains, les hommes squelettes, les obèses, les hommes à queue, les hommes ruminants, les hommes polyphages, sauvages, ours, lions, amphibies, etc., etc. De là il examine les vices héréditaires et indique les causes de ces difformités et de ces maladies, triste héritage de certaines familles. D'excellentes études, fortifiées par des voyages scientifiques lointains, ont permis à l'auteur de comparer avec l'Européen les formes herculéennes et robustes du Turc, du Grec et du Bédouin, et de donner des préceptes certains pour le perfectionnement des races.

BIOGRAPHIE D'ABD-EL-KADER, et description des populations de l'Algérie, et en particulier des Kabyles; par DEBAY. In-18, Prix :   **1 fr.**

Cet ouvrage, très-intéressant, fruit de notes que l'auteur a recueillies pendant de longues excursions scientifiques en Algérie, donne dans un cadre charmant, tout ce qu'on peut dire sur l'Afrique française ; quand on connaît ce livre, d'une lecture séduisante, on peut converser sur toutes nos possessions d'Afrique, car l'auteur nous les fait parcourir toutes, et décrit chaque ville, chaque hameau, les divers habitants qui les peuplent, leurs mœurs plus ou moins bizarres. On croirait peut-être que l'ouvrage de M. Debay est une topographie sèche et aride ; qu'on se détrompe ! l'auteur dit tout sur ces populations sauvages; mais il le dit d'une telle manière, qu'on dévore ce livre, et qu'on se croit transporté tantôt au milieu des tribus bédouines, tantôt dans les villages crénelés du Kabyle, ou sur les tapis moelleux des habitations mauresques.

MYSTÈRES DU SOMMEIL ET DU MAGNÉTISME, explication des prodiges qu'offre cet état de la vie humaine; *4e édition*, par DEBAY, 1 volume in-12.   **2 fr.**

Trois éditions rapidement épuisées attestent le mérite de ce spirituel ouvrage.

HYGIÈNE DE LA BEAUTÉ, résumé de tous les moyens propres à acquérir et à conserver la beauté du corps, suivie de L'HYGIÈNE CONJUGALE, 1 volume grand in-18. Prix.   3 fr.

DES PARFUMS ET LES FLEURS, leur histoire, et leur diverses influences sur l'économie humaine, 1 vol. grand in-18. Prix.   **3 fr.**

Imp. d'ÉDOUARD BAUTRUCHE, r. de la Harpe, 90.